AF455533

DE

LA VÉRIFICATION LÉGALE

DES DECÈS

DANS LA VILLE DE PARIS.

PARIS. — DE L'IMPRIMERIE DE RIGNOUX,
Rue des Francs-Bourgeois-S.-Michel, n° 8.

DE
LA VÉRIFICATION LÉGALE
DES DÉCÈS
DANS LA VILLE DE PARIS,

ET

DE LA NÉCESSITÉ D'APPORTER DANS CE SERVICE MÉDICAL PLUS DE SURVEILLANCE ET PLUS D'EXTENSION.

(*Ars Medica tota in observationibus.*)

PAR C. F. TACHERON,

MÉDECIN DU BUREAU DE CHARITÉ DU ONZIÈME ARRONDISSEMENT,
ET CHARGÉ DE LA VÉRIFICATION LÉGALE DES DÉCÈS
POUR LE QUARTIER DU LUXEMBOURG.

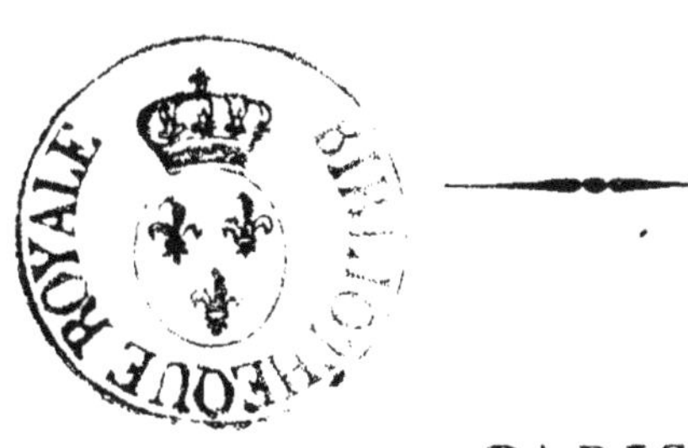

PARIS.
CHEZ AMABLE GOBIN ET CIE,
RUE DE VAUGIRARD, N° 17.
ET CHEZ LES LIBRAIRES DE MÉDECINE.

1830.

Ce mémoire où se trouvent exposées les améliorations dont la vérification légale des décès nous paraît susceptible dès à présent, est le fruit de méditations et de connaissances acquises pendant dix années d'exercice de médecin judiciaire du onzième arrondissement de Paris.

Nous avons l'espoir que ce travail sera accueilli par l'autorité avec quelque bienveillance, et contribuera à hâter les changemens devenus indispensables dans cette partie de l'hygiène publique.

Depuis un an, nous avions rassemblé les notes que nous possédions sur cet objet dans l'intention de les publier, lorsque des circonstances plus favorables au développement de nos institutions publiques et politiques nous permettraient de le faire avec plus de succès : aujourd'hui que l'administration supérieure s'occupe de bonne foi à redresser et à améliorer toutes les branches du service public, nous livrons notre travail à l'impression, et l'adressons avec confiance à monsieur le préfet de la Seine, magistrat dont la persévérante activité pour l'établissement et le perfectionnement de tout ce qui peut contribuer au bien être du département nous est un sûr garant d'un accueil favorable.

Nous devons, dans ces circonstances, des remercîmens à M. Guetty, sous-chef au département de la Seine, qui, profondément versé dans l'administration qui regarde le service des décès et des inhumations, a mis l'empressement et le zèle le plus louable à nous communiquer sur cette matière de précieux renseignemens et les aperçus les plus intéressans : nous nous faisons un véritable devoir de lui en témoigner ici notre reconnaissance.

DE

LA VÉRIFICATION LÉGALE

DES DÉCÈS

DANS LA VILLE DE PARIS.

Les considérations puissantes qui ont déterminé le gouvernement à astreindre l'autorité municipale à faire vérifier légalement les décès avec une scrupuleuse attention, doivent aussi faire un devoir rigoureux aux hommes de l'art chargés de ces pénibles fonctions d'y apporter tout le zèle et la sagacité dont ils sont capables.

L'humanité, afin d'empêcher les inhumations trop précipitées, la tranquillité publique, qui serait nécessairement troublée par l'impunité de crimes dont l'existence resterait ignorée sans les investigations de la médecine légale; enfin, l'honneur et la sécurité des familles sont également intéressés à l'entier accomplissement de ces fonctions délicates.

Le désir philanthropique de voir le perfectionnement des mesures déja mises en usage, lors de l'administration de M. Frochot, nous a donné l'idée d'entreprendre ce travail, que nous prenons la confiance de soumettre à l'examen de monsieur le préfet de la Seine.

Il est depuis long-temps généralement reconnu qu'une surveillance plus active dans la vérification légale des décès, est devenue indispensable. Cette surveillance plus étendue serait le complément des améliorations déja obtenues, qui sont si importantes pour l'hygiène publique.

Voici les principaux articles de notre Code, relatifs aux inhumations; il nous a paru essentiel de les rassembler ici dans un seul cadre, afin d'apprécier de suite s'ils n'ont pas besoin de plus grands développemens.

CODE CIVIL, art. 77.

« Aucune inhumation ne sera faite sans une « autorisation, sur papier libre, et sans frais, de « l'officier de l'état civil, qui ne pourra la délivrer « qu'après s'être transporté auprès de la personne « décédée pour s'assurer du décès, et que vingt- « quatre heures après le décès, hors les cas prévus « par les réglemens de police. »

CODE CIVIL, art. 81.

« Lorsqu'il y aura des signes ou indices de mort « violente ou d'autres circonstances qui donne- « ront lieu de la soupçonner, on ne pourra faire « l'inhumation qu'après qu'un officier de police, « assisté d'un docteur en médecine ou en chi-

« rurgie, aura dressé procès-verbal de l'état du « cadavre et des circonstances y relatives, ainsi « que des renseignemens qu'il aura recueillis sur « les prénoms, nom, âge, profession, lieu de « naissance et domicile de la personne décédée.»

CODE CIVIL, art. 82.

« L'officier de police sera tenu de transmettre « de suite à l'officier de l'état civil du lieu où la « personne sera décédée, tous les renseignemens « énoncés dans son procès-verbal, d'après lesquels « l'acte de décès sera rédigé. »

CODE PÉNAL, art. 358.

« Ceux qui, sans l'autorisation préalable de « l'officier public, dans le cas où elle est prescrite, « auront fait inhumer un individu décédé, seront « punis de six jours d'emprisonnement et d'une « amende de 16 fr. à 50 fr., sans préjudice de la « poursuite des crimes dont les auteurs de ce délit « pourraient être prévenus; dans cette circon- « stance la même peine aura lieu contre ceux qui « auront contrevenu de quelque manière que ce « soit, à la loi et aux règlemens relatifs aux inhu- « mations précipitées.»

CODE PÉNAL, art. 359.

« Quiconque aura recélé ou caché un cadavre « d'une personne homicidée ou morte des suites « de coups ou blessures, sera puni d'un empri-

« sonnement de six mois à deux ans, et d'une « amende de 50 fr. à 400 fr., sans préjudice des « peines plus graves, s'il a participé au crime. »

Ordonnance du préfet de Police, du 14 *messidor an* XII, (3 juillet 1804) art. 2.

« L'inhumation n'a lieu avant les vingt-quatre « heures du décès que sur l'avis des médecins et « chirurgiens qui ont suivi la maladie, ou de ceux « préposés à la visite des décédés; cet avis est « transmis à l'officier de police et à l'officier de « l'état civil. »

Article 3 *de la même ordonnance.*

« En cas de mort violente, l'officier de police « peut, s'il le juge convenable, retarder l'inhu- « mation, et ordonner qu'elle soit faite dans une « fosse séparée. »

Article 5 *et* 6, *même ordonnance.*

« En cas de maladie contagieuse, l'ouverture « du cadavre peut être ordonnée d'office, ou à la « réquisition des médecins et chirurgiens qui ont « suivi la maladie. Si l'ouverture est demandée « par ces derniers pour les progrès de l'art, elle « n'a lieu que du consentement de la famille, et « après en avoir prévenu l'officier de police. »

Les autres articles législatifs ou administratifs

qui existent sur cet objet, sont relatifs à la police des cimetières, et ne rentrent plus dans le sujet que nous traitons.

L'article 82 du Code civil renferme, à la vérité, pour la justice les moyens de parvenir à la découverte des crimes qui, sans cette garantie pour la société, pourraient demeurer impunis ou ignorés.

Il est cependant évident que l'emploi plus sévère de ces mêmes moyens diminuerait encore le nombre des attentats que les lois ont à punir, par la crainte de ne les voir jamais échapper à l'examen de la médecine légale, science dont les progrès vont toujours croissans.

L'autorité en exigeant qu'aucune inhumation ne soit faite sans une autorisation de l'officier de l'état civil, et que *vingt-quatre heures* après le décès, à voulu non seulement prévenir le danger des inhumations précipitées, mais elle a aussi voulu laisser écouler tout le temps nécessaire pour bien s'assurer préalablement si la mort de la personne décédée était bien constante; elle n'a pas non plus entendu autoriser les parens ou les gardes malades de la personne décédée, à se livrer aussitôt après la mort, à des opérations qui sont beaucoup trop précipitées. Aussi l'article 77 du Code civil doit-il s'entendre dans son exécution, de la manière suivante : aucune inhumation ne doit être faite avant l'expiration des vingt-quatre heures, et sans l'autorisation du médecin vérificateur qui se transportera préalablement au domicile de la personne décédée pour en constater le décès; pendant tout ce temps, et avant même que cette formalité essentielle n'ait été remplie, la personne décédée devra toujours être considérée comme vivante, et par conséquent il sera expressément défendu aux parens ou gardes malades de se livrer aux préparatifs qui précédent ordinairement l'inhumation, comme l'ensevelissement du corps, son changement de linges, hardes ou de lit, le corps sera religieusement respecté, et toujours laissé dans la position qu'il aura pris en rendant le dernier soupir.

L'article 358 du Code pénal a bien prévu ces différens cas, puisqu'il dit que la même peine (six jours d'emprisonnement, et une amende de 16 fr. à 50 fr.) seront prononcés contre ceux qui auront contrevenu de quelque manière que ce soit *à la loi et aux réglemens relatifs aux inhumations précipitées;* mais cette disposition législative est entièrement ignorée des personnes qui ont intérêt cependant à en avoir connaissance; aussi croyent-elles ne pas être repréhensibles dans ces diverses circonstances.

Quelque sage que soit l'article 77 du Code civil, il est souvent illusoire, parce qu'on peut facilement en éluder l'esprit. Cette inobservation de la loi et des réglemens de police, nous paraît d'autant plus important à signaler, qu'elle se renouvelle tous les jours et particulièrement lorsque la personne décédée appartient à la classe indigente de la société, qui se croit alors par suite de l'exiguité de son logement, en droit d'employer tous les stratagêmes imaginables pour se débarrasser le plus promptement possible du corps de la personne décédée, et tromper ainsi les médecins vérificateurs des décès, en leur faisant une fausse déclaration sur l'heure véritable de la mort.

Ces moyens frauduleux donnent souvent lieu à des inhumations précipitées et avant l'expiration des vingt-quatre heures comme l'exige impérieusement l'article 77 du Code civil : on pourrait facilement remédier à ces abus en ne faisant courir les *vingt-quatre heures* que du moment où le médecin vérificateur des décès aurait fait parvenir son rapport à l'officier de l'état civil ; nous avons souvent été à même d'observer que les cadavres étaient déja ensevelis, lorsque nous nous présentions au domicile de la personne décédée pour en constater le décès.

Les exceptions à accorder pour faire avancer le temps fixé par la loi sur les inhumations, devraient être très bornées ; on ne consentirait à l'exception qu'un pareil état de choses viendrait justifier qu'autant qu'elle serait attestée par le médecin vérificateur des décès.

M. Le docteur Marc, dans son article *Inhumation du Nouveau dictionnaire de médecine*, a déterminé avec précision les circonstances suivantes :

« Toute maladie dont les symptômes se mani-
« festent principalement par des accidens nerveux
« soit essentiels, soit consécutifs, peut produire
« un état de *mort apparente.* Ainsi les maladies
« des femmes sont plus sujettes que celles des
« hommes à simuler la mort, parce que le système
« nerveux de la femme étant plus excitable que
« celui de l'homme, il est aussi plus facilement
« chez l'une que chez l'autre exposé aux secousses
« et aux aberrations qui entraînent la suspension
« plus ou moins complète des fonctions. La même
« disposition nerveuse est aussi propre à l'enfant,
« quelque soit d'ailleurs le sexe. Ainsi, *l'hystérie*,
« *l'hypocondrie*, *les convulsions*, *la catalepsie*, *le*
« *tétanos*, *la danse de Saint-Guy*, *la syncope*, *la*
« *léthargie*, *des excrétions immodérées*, *de fortes*
« *pertes de sang*, peuvent, comme un grand nom-
« bre d'exemples le prouvent, être suivis d'une
« cessation temporaire des phénomènes vitaux.
« Par la même raison que nous venons d'indiquer,
« toute mort subite doit en général laisser du
« doute sur la réalité de la perte de l'existence.

« Ainsi l'absence des signes de la vie par l'effet « de la *submersion*, *de la strangulation*, *de gaz* « *non respirables*, *et d'émanations narcotiques*, « *du froid, de l'empoisonnement par des substances* « *qui agissent spécialement sur le système ner-* « *veux*, exige un surcroît de prudence et de ten- « tatives pour ranimer la vie, avant de procéder « à l'inhumation, et par conséquent impose la « nécessité de retarder celle-ci. C'est surtout dans « ce cas que l'épreuve par le galvanisme sera d'une « haute importance, et qu'il faudra en suivre le « résultat avec attention, de manière à ne pas in- « humer avant que toute contractilité galvanique « soit éteinte, dût-elle même persister pendant « plusieurs jours après le décès présumé. »

L'apoplexie, *l'extase*, *l'épilepsie*, *la lypothymie*, *certaines blessures*, sont aussi des maladies qui sont signalées comme pouvant produire la mort apparente, et exposer aux inhumations précipitées.

D'après de telles indications, l'autorité doit donc attacher la plus haute importance à attendre avant de permettre les inhumations, que les phénomènes cadavériques se soient bien manifestés, et qu'ils aient été constatés par les médecins vérificateurs des décès.

Les signes principaux qui peuvent servir à faire distinguer la mort réelle de la mort apparente, sont assez nombreux ; à la visite ils ne présentent pas tous, à la vérité, le même degré de confiance et de valeur; aussi les médecins vérificateurs des décès doivent-ils s'attacher à les examiner isolément pour acquérir ensuite une plus intime conviction dans le jugement qu'ils ont à porter sur l'existence de la mort de l'individu soumis à leur examen.

Les signes suivans paraissent néanmoins s'observer le plus régulièrement, et le plus souvent :

1° Absence du sentiment.

2° Absence de la contractilité.

3° Absence de la circulation.

4° Absence de la respiration.

5° Le réfroidissement.

6° La sueur froide de tout le corps.

7° L'aspect hypocratique de la face.

8° La toile glaireuse ou muqueuse de la cornée (mollesse et flaccidité des yeux.)

9° Les taches livides, les vergétures.

10° L'aplatissement des parties du corps, telles que le dos et les fesses sur lesquelles le cadavre a été couché.

11° Le relâchement des sphincters.

12° La roideur cadavérique.

13° La putréfaction.

14° Le galvanisme.

D'après l'analyse de ces différens signes, nous en tirons les conclusions suivantes :

1° La putréfaction cadavérique est un signe certain de la mort;

2° L'épreuve galvanique indiquée par M. le docteur Marc, serait aussi un moyen qu'on devrait généralement adopter; en généralisant son application de manière à y soumettre toutes les personnes décédées avant de permettre leur inhumation, on donnerait à la vérification légale des décès une certitude de plus pour prononcer un jugement certain; cette expérience faite sept ou huit heures après le décès, serait un nouveau moyen de rassurer les familles sur le danger d'être enterré vivant;

3° La rigidité cadavérique, en la distinguant toutefois de cette roideur qui a lieu quelquefois chez le vivant, est un signe qui doit également faire conclure qu'un individu est mort;

4° Les autres signes décrits par les auteurs, pris isolément ne suffisent pas pour faire prononcer que la mort réelle existe; mais leur ensemble permet d'établir de très fortes présomptions pour aider à reconnaître d'une manière plus certaine encore, la mort réelle, d'une mort seulement apparente.

L'autorité a tellement senti l'importance de bien s'assurer des causes de la mort, qu'elle s'est déterminée à donner à l'article 77 du Code civil plus d'extension, puisqu'aujourd'hui elle fait constater les décès par des docteurs en médecine dont les connaissances et l'expérience reconnues doivent former une garantie satisfaisante et un motif irrécusable de sécurité; qui peut, en effet, être plus apte, plus compétent pour prononcer sur la véritable cause d'un décès, sur la nature de la maladie dont il a été précédé, sur les antécédens ou les complications qui l'auraient amené, que l'homme de l'art qui en fait chaque jour l'objet de ces recherches?

Cette vérification légale des décès pourrait-elle sans inconvénient, et même sans danger, être confiée à d'autres personnes qu'à des médecins choisis comme ayant les connaissances propres à ce genre de service; non que nous voulions faire soupçonner que tous les médecins ne soient pas également dignes de la confiance publique; mais parce que tous n'ont pas fait une étude approfondie de la médecine légale, et n'ont pas l'habitude de rédiger avec une égale précision et un choix d'expressions claires et intelligibles aux magistrats, les observations que les circonstances peuvent les appeler à consigner par écrit.

Comment des personnes étrangères aux connaissances médicales pourraient-elles prononcer sur ce qu'elles ignorent complétement! pour s'acquitter de fonctions aussi importantes, indépendamment de l'étude approfondie qu'a dû faire le médecin en anatomie, en physiologie, en pathologie, il lui a fallu aussi étudier la nature vivante pour apprécier ensuite les altérations qui surviennent après la mort.

Ces conditions sont tellement essentielles pour la vérification légale des décès, que sans elles chaque jour verrait se reproduire des erreurs d'autant plus déplorables qu'elles n'environneraient les signes de la mort que d'incertitude, et donneraient lieu à l'inhumation précipitée d'individus sans s'être assuré préalablement qu'ils ont réellement cessé d'exister.

L'extrême utilité de prévenir le danger et le malheur affreux des inhumations précipitées, doit donc attirer sérieusement l'attention paternelle de l'autorité et tout ce qui peut ajouter de nouvelles lumières à celles déja acquises sur un objet que tous les hommes sans exception ont un si grand intérêt de voir éclaircir, doit exciter également le sien; c'est le but que nous nous sommes proposés dans ce mémoire.

Le ministère des médecins vérificateurs des décès, ne consiste pas seulement à déclarer si tel individu est vivant ou s'il a cessé d'exister; cette première indication n'est que le préliminaire de tout ce qui leur reste à détailler, leurs rapports doivent aussi énoncer avec précision les renseignemens suivans :

1° Les noms, prénoms de la personne décédée.

2° Le sexe et l'état civil.

3° L'âge.

4° La profession individuelle ou celle des parens.

5° La date du décès, mois, jour et heure.

6° Le quartier, la rue et le numéro du domicile.

7° L'étage et l'exposition.

8° La nature de la maladie.

9° S'il y a lieu à l'autopsie, les motifs qui peuvent la déterminer.

10° Les causes antécédentes et les complications survenues.

11° La durée de la maladie.

12° Le nom des personnes (ayant titre ou non) qui ont donné des soins au malade.

13° Le nom des personnes (ayant titre ou non) qui ont fourni les médicamens nécessaires.

14° Noter très exactement la position dans laquelle on aura trouvé le cadavre, faire mention s'il a été dérangé de son lit mortuaire ou bien s'il a déja été enseveli ou subi d'autres opérations, telles que divisions de tégumens cutanés, autopsie ou moulage.

Toutes ces formalités, tous ces détails exactement et uniformément exécutés sont indispensables; elles mettent l'autorité supérieure à même de prononcer avec connaissance de cause sur les difficultés qui pourraient résulter de la précipitation des inhumations.

D'un ordre de choses si bien établi, indépendamment de la tranquillité et de la sécurité pour leur honneur, leurs affections, et même pour la fortune qu'il assure aux familles, la magistrature et l'administration de la police y trouveraient des élémens certains et précieux pour parvenir à la connaissance légale des crimes qui échapperaient à la sévérité des lois, si des circonstances particulières et seules connues des médecins qui en font une étude spéciale, n'étaient pas fournis à temps à leurs organes. Des médecins instruits, initiés dans la science de la médecine légale, revêtus d'un titre authentique, et assermentés, s'attacheraient toujours à présenter à la justice des rapports bien circonstanciés, et qu'elle est en droit de réclamer de leur expérience: la religion des magistrats n'en serait que plus éclairée.

Il n'est pas un de ces médecins, ne fut-ce que pour ne pas compromettre sa réputation, qui ne les fassent, comme c'est le premier de leurs devoirs, avec cet esprit d'impartialité et cette intégrité à toute épreuve, inaccessible aux sensations de la cupidité, aux séductions de toute espèce; sourds aux prières des plus proches parens, aux sollicitations de l'amitié, aux insinuations de la protection, et aux suggestions d'une reconnaissance fondée sur d'éminens bienfaits; car, dans ce cas, l'ingratitude est une vertu représentant de la justice; les médecins devenus souvent les arbitres de la culpabilité des prévenus et des accusés, et en quelque sorte de leur vie et de leur mort, doivent être indépendans dans leurs travaux judiciaires; ils doivent l'être également de leurs travaux administratifs où l'honneur, la fortune et le repos des familles est parfois entre leurs mains.

Les médecins vérificateurs des décès, investis de la confiance de l'autorité, doivent se transporter immédiatement au lieu indiqué par elle, dès qu'ils en sont requis; s'il s'agit en effet de constater une mort subite, un empoisonnement ou toute autre mort violente, les délais apportés à une visite aussi délicate, et par fois urgente, pourraient atténuer ou même détruire les circonstances qui viennent concourir à faire reconnaître avec plus de certitude, la nature de l'accident ou du crime; les moyens de constater l'identité de l'individu peuvent aussi se perdre, parce que les ravages de la putréfaction deviennent tels que les formes soient méconnaissables.

L'examen des vêtemens d'un cadavre devient fort souvent nécessaire, aussi faut-il dans le rapport, noter avec soin tout ce qu'on y observe clairement exposé, ainsi que tous les autres indices que le cadavre pourrait présenter.

La discrétion est la première vertu du médecin, et le secret du résultat des recherches provoquées par l'examen du cadavre, doit être religieusement gardé, si ce n'est avec l'autorité et les personnes commises par elle pour en connaître; la responsabilité du médecin serait compromise par une indiscrétion qui donne lieu par fois à l'impunité du crime. L'affaire de l'infortuné *Boursier, épicier*, peut servir de preuve à cette réflexion dès lors utile. Winslow, Bruhier, Louis, ont démontré dans leurs écrits quels sont les signes incertains de la mort, et on ne saurait trop recommander d'éloges au zèle qui inspira leurs éloquentes réclamations.

Rien n'est plus rare que le concours de circonstances par lequel la précipitation d'une inhumation se fait reconnaître; mais puisque des exemples ont prouvé et prouvent encore de nos jours qu'elle avait causé de grandes catastrophes, l'humanité n'ordonne-t-elle pas de prendre, dès aujourd'hui, pour les éviter, toutes les précautions suggérées par la prudence humaine?

Le danger d'ensevelir un vivant n'est pas la seule considération qui doit empêcher que les inhumations ne soient trop précipitées; il en est une autre dont l'importance, en matière criminelle est fort grande ; elles facilitent au crime les moyens de se soustraire aux regards des hommes, et de braver ainsi les lois; elles mettent à la disposition des scélérats les jours d'un vieillard ou de toute autre personne qui vit isolée ; elles peuvent couvrir d'un voile impénétrable les plus horribles assassinats.

La plupart des peuples ont tellement senti l'importance de s'assurer de la mort réelle d'un individu, qu'ils ont pris tous des mesures pour éviter les inhumations précipitées.

Les Allemands n'ensevelissent leurs morts qu'après avoir laissé écoulé plusieurs jours, et pendant ce temps, le mort est habillé, le visage découvert et soumis à un grand nombre d'épreuves qui rendent impossible une méprise; l'air frais peut retenir le dernier souffle de vie près de s'exhaler, et le visage n'étant point voilé, permet d'examiner l'état des yeux, de la coloration des tégumens, et la nature des vapeurs qui sortent des cavités aériennes.

Les Romains conservent leurs morts sept jours entiers; ceux qui les gardent les appellent plusieurs fois à grands cris par leur nom ; cet usage est la *conclamation*.

Les Anglais ont puisé dans la jurisprudence romaine une ordonnance de police qui défend d'enterrer aucun cadavre avant que des experts aient certifié que la mort n'a pas été produite par le fer ou le poison.

Les Grecs n'ont point d'époque déterminée pour la sépulture des morts; mais on ne leur décerne les honneurs funèbres à Athènes, qu'après le troisième jour. Ailleurs, on attend le sixième : Pendant cet intervalle de temps, le corps est lavé avec de l'eau tiède, ou du vin, baigné de parfums, vêtu de divers tissus et exposé sous le vestibule des maisons, la tête couronnée de fleurs.

Plusieurs nations modernes ont également chargé des experts de la visite des morts, cet usage existe à Genève.

En France, comme nous l'avons vu, l'inhumation ne peut avoir lieu que vingt-quatre heures après le décès; les officiers de police ont-ils encore tout pouvoir pour retarder plus de vingt-quatre heures l'inhumation, lorsqu'ils le jugent nécessaire.

Outre les observations d'inhumations précipitées et d'ensevelissemens rapportées par Lancizi, Philippe, Peu, Falconnet, Misson, Guillaume, Fabri, Péchlin, nous avons pensé que les suivantes offraient assez d'intérêt pour que nous ne les passions pas sous silence.

Un jeune homme attaqué de la peste à Rome,

dit Zacchias, fut porté deux fois au Tibre avec les cadavres qu'on y jetait, et cependant revint à la vie et à la santé.

Bruhier raconte que le comte Richard, entré seul dans une église pendant la nuit, y trouva un corps déposé dans une bière; le prétendu mort se levant brusquement, vint au devant de lui les bras étendus; effrayé par cette apparition imprévue, le comte passa son épée à travers du corps de ce malheureux, qui mourut réellement; aussi ordonna-t-il qu'à l'avenir il y aurait toujours quelqu'un pour garder les morts jusqu'à l'enterrement.

L'abbé Prévost, le célèbre traducteur de Richardson, en traversant la forêt de Chantilly, fut le 23 octobre 1763, frappé d'une attaque d'apoplexie; transporté chez le maire du village le plus voisin, la justice fit sur-le-champ procéder à l'autopsie du cadavre; un cri poussé par le malheureux abbé fit connaître qu'il n'était pas mort..... Mais il était trop tard!

Barthez cite le fait suivant:

« Une dame à la suite d'un accès de catalepsie, « resta sans pouls et sans respiration. Ne pouvant « tirer du sang en ouvrant la veine, on la crut « morte, et l'on fit les apprêts de son enterre- « ment. Les stimulans la rappelèrent cependant à

« la vie : elle déclara, quand elle fut rétablie, « qu'elle avait vu tous les préparatifs que l'on « faisait pour l'ensevelir. »

M. le docteur Pichard qui vient de publier un opuscule sur la léthargie, cite l'anecdote suivante :

« M. Dantre, négociant, étant au couvent des « Jacobins à Perpignan, fut atteint d'une fièvre « adynamique à laquelle on crut qu'il avait suc- « combé. Dix-huit heures après on se disposait à « l'ensevelir, lorsqu'un de ses amis aperçut un « léger mouvement des yeux. Il vivait encore « trente-deux ans après. »

« Feu Louis rapporte qu'au mois de février « 1746, une fille de la campagne, d'un tempé- « rament très vigoureux, âgée d'environ 25 ans, « partit à pied de l'Hôtel-Dieu de Paris, où elle « était accouchée la surveille, et vint à la Salpé- « trière. Elle avait craint d'être attaquée d'une « maladie qui régnait alors à l'Hôtel-Dieu sur les « femmes en couches, et qui en fit périr plusieurs. « La fatigue du chemin mit cette fille dans un état « d'épuisement qui la fit tomber en syncope; dès « quelle fut arrivée et mise au lit, on la réchauffa « extérieurement avec des serviettes chaudes, et « on parvint par quelques cordiaux à la faire re- « venir de sa faiblesse. Au bout d'une heure elle « retomba dans le même état, et on la crut morte; « la sœur du dortoir envoya dire à feu Louis qu'il

« y avait dans son emploi un sujet dont il pour-
« rait disposer pour les leçons d'anatomie et de
« chirurgie. Les élèves ne manquèrent pas d'en-
« lever le sujet, qui, enveloppé d'un drap simple,
« avait déja passé deux heures dans une cour,
« exposé sur un brancard aux injures de la saison.
« Ils transportèrent ce corps dans l'amphithéâtre
« sans l'examiner. Le lendemain matin avant la
« visite des malades, un jeune chirurgien dit à feu
« Louis qu'il avait entendu des sons plaintifs
« dans l'amphithéâtre, comme si quelqu'un y eut
« poussé des sanglots et de profonds soupirs, et
« que la frayeur l'avait empêché de se lever et de
« venir l'avertir. Feu Louis alla promptement exa-
« miner le sujet, il vit avec douleur que cette
« pauvre fille, qui alors était véritablement morte,
« avait fait des efforts pour se débarrasser du drap
« qui l'enveloppait, elle avait une jambe par terre
« hors du brancard, et un bras appuyé sur la
« barre du tréteau d'une table à disséquer, à côté
« de laquelle le brancard était posé. »

On peut juger de quels sentimens d'horreur et de compassion M. le professeur Louis fut pénétré à la vue d'un pareil spectacle.

L'observation de Rigaudeaux est trop extraordinaire et rentre tellement dans notre sujet, que nous ne pouvons nous dispenser de la rappeler:

« Appelé à cinq heures du matin pour accoucher

« une femme aux environs de Douai (en 1745), il « n'avait pu se rendre qu'à huit heures et demie « du matin auprès de la malade. On lui apprit, « lorsqu'il entra dans la maison, que l'accouchée « était morte depuis deux heures, et qu'on n'avait « pu trouver un chirurgien pour lui faire l'opéra- « tion césarienne. Rigaudeaux s'informa des acci- « dens qui avaient pu causer une mort si prompte; « on lui répondit que, dès quatre heures du soir, « la veille, la morte avait commencé à ressentir « les douleurs de l'enfantement; que, pendant la « nuit, la violence de ces douleurs avait causé des « faiblesses et des convulsions, et que le matin, à « six heures, une nouvelle convulsion avait anéanti « ce qui restait de forces à cette malheureuse : elle « était déja ensevelie lorsque Rigaudeaux demanda « à la voir; il fit ôter le suaire pour examiner le « visage et l'abdomen; il tâte le pouls au bras, sur « le cœur et au dessus des clavicules, point de « battement; il présente un miroir à la bouche, « la glace n'est point ternie; beaucoup d'écume « la remplissait et l'abdomen était prodigieuse- « ment gonflé. Un heureux pressentiment l'engage « à porter la main dans l'utérus, il trouve son « orifice très dilaté, et la poche des eaux fermée; « aussitôt il la déchire, et sent la tête de l'enfant « dans une bonne position; il la repousse pour « introduire la main, et met le doigt dans la

« bouche de l'enfant qui ne donne aucun signe de « vie; cependant il le retourne, l'amène par les « pieds avec assez de facilité, le met entre les « mains des femmes qui sont présentes, et quoi« qu'il lui paraisse mort, il les exhorte à le ré« chauffer, en projectant du vin chaud sur son « visage, et sur tout le corps; ces femmes se « prêtent d'autant plus volontiers à ces soins que « l'enfant est très beau; mais fatiguées d'un tra« vail de trois heures en apparence inutile, elles « se disposent à l'ensevelir, lorsqu'une d'elles s'é« crie qu'elle lui a vu ouvrir la bouche : aussitôt « leur zèle est ranimé; le vin, le vinaigre, l'eau « de la reine d'Hongrie sont employés avec pro« fusion; l'enfant donne des signes de vie mani« festes, et bientôt il pleure avec autant de force « que s'il était né heureusement. Rigaudeaux veut « visiter la mère une seconde fois, on l'avait en« core ensevelie, et même bouchée; il fait enlever « tout l'appareil funèbre, et après un examen « attentif, il la juge morte comme après la pre« mière inspection; cependant il est étonné de la « flexibilité des membres après sept heures de « mort; il fait quelques tentatives inutiles pour « la ramener à la vie, et repart pour Douai en « recommandant de ne procéder à l'inhumation « du corps que lorsque les membres de la morte « auraient perdu leur souplesse, et prescrit de lui

« frapper de temps en temps dans les mains, de « lui frotter les mains, le nez, les yeux et le visage « avec du vinaigre et de la laisser dans son lit. « Deux heures de ces soins ressuscitèrent la morte, « et l'enfant et la mère reprirent si bien des « forces, qu'ils étaient tous deux pleins de vie « le 10 août 1748; mais la mère resta paralytique, « sourde et muette. »

Nous lisons dans le *Courrier de la Haute-Marne*, du mois de mai 1829, le fait suivant :

« Un habitant de Cirey-le-Château tomba ces « jours derniers dans une léthargie si complète, « qu'on le crut mort, et on l'enterra en la manière « accoutumée. L'observation faite par plusieurs « personnes du pays, que sa figure ne ressemblait « pas bien à celle d'un homme mort, fit circuler « dans le public le bruit qu'on l'avait peut-être « enterré trop tôt. Monsieur le juge de paix ac- « compagné d'un médecin et de l'adjoint de la « commune, ayant procédé à l'exhumation du « cadavre, il fut reconnu que le linceul était dé- « chiré, taché de sang et que le corps était couvert « de sueur et encore fumant, ce qui prouve qu'il « était encore vivant lors de son enterrement, « et que ce n'est qu'en revenant de son profond « évanouissement qu'il a réellement expiré, après « avoir dans la tombe, fait des efforts et éprouvé « des douleurs dont l'idée fait frémir. »

Le journal du *Pas de Calais*, du mois de juin 1829, rapporte l'observation suivante :

« Il y a quelque temps qu'une dame, après un « enfantement laborieux, perdit tout à coup con- « naissance. Les médecins qui l'entouraient la dé- « clarèrent morte, on fit sortir les parens, et il ne « resta qu'une garde auprès d'elle. Le jour suivant « et la nuit suivante se passèrent ainsi. Le lende- « main tout se prépara pour les obsèques; aucun « des amis de la dame ne la croyait plus vivante, « et déja l'on enveloppait le corps dans le linceul, « lorsque tout à coup une des femmes qui rem- « plissaient ce ministère, crut sentir un mouve- « ment; on observa avec plus d'attention, au bout « de quelques instans, la dame donna un mouve- « ment, faible signe de vie; on se hâta de la ra- « nimer, et aujourd'hui elle est en pleine vie.»

Nous lisons dans le nouveau *Journal de Paris*, du 9 septembre 1829, «qu'une femme de Berne, « nommée Anne Neuschwander, âgée de vingt- « huit ans, malade depuis long-temps, avait fait « appeler un médecin du voisinage. Celui-ci étant « absent, ne put arriver que le soir; il était trop « tard; on lui dit que la malade était morte. L'en- « terrement fut fixé au 29 août; ce jour là le cer- « cueil fut transporté au cimetière, accompagné « des parens et des amis de la défunte : déja « on l'avait descendu dans la fosse, déja on avait

« commencé à le couvrir de terre, lorsqu'un long « gémissement, sorti de la bière, répandit l'effroi « chez les assistans, on s'empressa d'enlever la « terre qui couvrait le cercueil, puis on le ramena « au village, où la prétendue défunte reçut tous « les soins qu'exigeait son état. On ignore encore « si elle survivra à son convoi funèbre. »

Le même journal du 22 novembre 1829, raconte le fait suivant :

« On écrit de Pont-à-Mousson, que le 7 no- « vembre dernier, on a enterré dans cette ville « un homme vivant :

« Un officier en retraite, qui habitait Pont-à- « Mousson, tombe dans une profonde léthargie, « et soit que l'on eût rempli les formalités vou- « lues par les lois, pour s'assurer de son décès « (c'est ce que l'on ne nous dit pas; mais, dans « tous les cas, ces formalités auraient été faites à « la légère), soit que l'immobilité de ses membres « et la pâleur de ses traits, l'eussent fait supposer, « on l'enterra au bout de trente-six heures.

« Après que les prières d'usage eurent été pro- « noncées, on le transporta au cimetière où l'inhu- « mation devait avoir lieu, mais à peine ceux qui « assistaient à cette triste et malheureuse céré- « monie étaient-ils retirés, à peine la moitié de la « fosse était-elle comblée, que des bruits sourds « provenant du cercueil se firent entendre, et

« frappèrent l'attention des fossoyeurs. L'un d'eux, « n'ayant rien à faire par lui-même, courut ap- « peler un commissaire de police et un médecin « pour les rendre témoins du fait qui avait lieu, « quand le plus grossier bon sens lui aurait dû « dire que l'humanité n'avait pas besoin d'attendre « un commissaire de police pour accomplir son « devoir, et que ce qu'il fallait à la malheureuse « victime de la plus coupable négligence des offi- « ciers de l'état civil de Pont-à-Mousson, avant « même un médecin, c'était l'air vital. Enfin trois « quarts d'heure s'écoulèrent avant qu'on pût « ouvrir le cercueil : on trouva le malheureux « officier une main derrière la tête, et la bouche « ensanglantée ; le médecin voulut opérer la sai- « gnée, et fit jaillir quelques gouttes de sang ; il « lui brûla ensuite un doigt ; mais plus de signe « d'une vie qui s'était éteinte de la manière la plus « horrible. »

Nous aurions bien pu citer un plus grand nombre de faits rapportés par les auteurs qui ont écrit sur le danger des inhumations précipitées ; mais nous avons pensé que cette profusion d'exemples deviendrait superflue et fastidieuse.

L'institution des médecins vérificateurs des décès, étendue dans toutes les parties de la France, empêcherait nécessairement les infractions aux lois, et préviendrait des méprises quelquefois funestes à la société et à la tranquillité des familles.

Dans le plus grand nombre des départemens, la simple déclaration à la mairie faite par les parens de la personne décédée, que le décès est constant, suffit, et c'est d'après un renseignement aussi peu authentique, que l'autorité municipale rédige l'acte de décès, et permet l'inhumation, sans qu'au préalable l'officier de l'état civil se soit transporté au lieu du décès, pour s'en assurer, ainsi que l'exige impérieusement l'article 77 du Code civil, si la mort est bien constante.

La révélation d'un tel abus déterminera, nous n'en doutons pas, l'autorité supérieure à le faire réprimer en ordonnant non seulement la stricte exécution de l'article 77 du Code civil, mais en exigeant aussi que cette vérification légale des décès ne se fasse que par le ministère des docteurs en médecine, bien pénétrés de l'importance de ces fonctions.

Dans les communes de France, où il n'existerait pas de médecins, les officiers de santé et même les sages-femmes dont en général l'instruction est bien supérieure aujourd'hui à ce qu'elle était autrefois, pourraient être chargés de cette fonction; on leur ferait alors délivrer une instruction réglementaire qui leur donnerait une notion exacte de l'importance des devoirs qu'ils auraient à remplir.

Cette vérification légale des décès serait toutefois susceptible de règles; elle devrait être faite autant que possible par des médecins probes et instruits, commis à cet effet par l'autorité municipale de chaque arrondissement; non seulement elle offrirait l'avantage de bien constater la réalité de la mort, mais elle présenterait d'autres renseignemens utiles parmi lesquels un des principaux serait de faire bien connaître les causes de la mortalité; dans les grandes villes surtout cette recherche serait de la plus haute importance.

Les médecins vérificateurs des décès devraient toujours se faire représenter le certificat de l'homme de l'art qui aurait suivi la maladie; ce certificat rendrait compte des circonstances suivantes :

1° Les noms, prénoms de la personne décédée.

2° Le sexe, l'âge et la profession.

3° La date ou l'invasion de la maladie.

4° L'heure, mois et jour du décès.

5° Le quartier, la rue et le numéro du domicile.

6° L'étage et l'exposition du logement.

7° La nature de la maladie, sa durée, ses causes antécédentes ou les complications survenues.

8° Les motifs qu'ils pourraient y avoir de faire faire l'autopsie.

Ce certificat ainsi rédigé éviterait aux familles des questions qui souvent leur paraissent inutiles ; mais sans lesquelles cependant le médecin vérificateur du décès ne peut fixer une opinion positive sur la nature de la maladie, les causes antécédentes ou les complications qui ont occasionné la mort.

Nous sommes, autant que personne, depuis dix ans que nous remplissons les fonctions de médecin vérificateur des décès dans le onzième arrondissement de Paris, à même de connaître et d'apprécier combien il est souvent difficile et même pénible d'obtenir dans ces premiers momens de douleur des notions exactes sur les causes véritables de la maladie qui a occasionné la mort de la personne dont nous avons à vérifier le décès; comment exiger d'une famille désolée des détails minutieux, dont le récit ne peut qu'ajouter encore au profond chagrin auquel elle est en proie; s'appesantir sur ces tristes détails dans ces momens douloureux, c'est par trop pénible pour cette malheureuse famille; elle n'a pas le courage de fournir ces renseignemens sans lesquels on ne peut cependant que rédiger un certificat incomplet et le plus souvent erroné. La maison mortuaire est à ce moment abandonnée par les parens ou les amis; les corps sont confiés à des garde-malades, des domestiques ou même des personnes étrangères à cette maison, et par conséquent aux habitudes du défunt; de quelle autorité peut être pour le médecin vérificateur des décès leurs témoignages inexacts, leurs récits tronqués? L'exhibition du certificat de l'homme de l'art qui aurait soigné le malade jusqu'au moment de son décès deviendrait toujours pour le médecin vérificateur d'un très grand secours pour la rédaction de son rapport, qui doit servir à constater légalement le décès; cette mesure aurait encore un autre avantage, celui de servir à faire réprimer les manœuvres des charlatans, puisqu'on aurait connaissance si le décédé a pendant sa maladie reçu les secours d'une personne autorisée à exercer la médecine ou la chirurgie. Cette formalité que nous proposons est scrupuleusement exigée à *Vienne en Autriche*.

Les médecins vérificateurs des décès se feraient toujours représenter ce document sans lequel ils suspendraient la rédaction de leur certificat de décès ; l'autorité obtiendrait aussi par cette nouvelle mesure des renseignemens plus complets et plus satisfaisans. Le tableau statistique annuel rédigé par les ordres de M. le préfet de la Seine, serait dès lors purgé de toutes les erreurs qu'on y remarque en grand nombre tant sous le rapport du tableau nosographique des maladies regardées comme causes de mort, que sur celles qui sont les plus fréquentes. Il serait honorable pour les médecins vérificateurs des décès d'avoir fourni sur cet objet important d'hygiène publique, des élémens exacts et dignes d'hommes qui consacrent leur existence au soulagement de l'humanité souffrante.

L'arrêté de M. le préfet de la Seine rendu en décembre 1821, qui défend aux médecins de procéder à l'ouverture des cadavres avant la vérification légale des décès et sans la présence du médecin de la mairie, est la plupart du temps sans exécution, faute d'avoir eu toute la publicité convenable; le plus grand nombre des médecins de Paris, ignorant ces sages dispositions réglementaires, ne s'y conforment nullement : aussi arrive-t-il qu'assez souvent des autopsies ont lieu sans la présence du médecin vérificateur des décès de l'arrondissement, et même quelquefois avant la vérification légale et sans que l'autorité en soit prévenue.

Cette infraction à l'arrêté de M. le préfet de la Seine que nous avons eu occasion de signaler plusieurs fois, finirait par avoir des suites fâcheuses pour la sûreté et la tranquillité publique dans une ville aussi peuplée que Paris, si bientôt on ne prend des mesures pour prévenir dorénavant de semblables infractions; nous croyons donc utile dans ces circonstances de retracer ici les dispositions de cet arrêté.

« Nous conseiller d'état, préfet de la Seine, « informé que le cadavre d'un enfant nouveau-né « a été ouvert dernièrement sans autorisation et « avant la vérification légale du décès ;

« Considérant que le fait qui nous a été signalé « est une infraction aux arrêtés et aux règlemens « concernant les déclarations des décès et des « inhumations, et qu'il pourrait en se renouve- « lant donner lieu à de graves abus ;

« Considérant qu'il importe dans l'intérêt de « l'ordre public et des familles, de prendre des « mesures propres à prévenir de semblables infrac- « tions, arrêtons ce qui suit :

« Article 1er. Il ne pourra être procédé, sur la « réquisition même des particuliers, à l'ouverture « d'un cadavre qu'après la vérification légale du « décès et en présence de l'officier de santé chargé « de constater ledit décès.

Art. 2. En conséquence, ampliation du présent « arrêté sera adressé à messieurs les Maires de « Paris, qui sont chargés de veiller à son exécu- « tion, et lui donner la publicité convenable.

« Fait à Paris, ce 24 décembre 1821.

« *Signé* CHABROL. »

Cette intervention des médecins vérificateurs des décès dans toutes les autopsies cadavériques, est d'autant plus nécessaire que par leur présence obligée à ces opérations anatomiques, ils procèdent eux-mêmes à un examen plus approfondi des causes de la mort; sa mise à exécution a déja produit de précieux résultats pour la police médicale et pour l'anatomie pathologique, qui en ont également profité; en insistant davantage sur son exécution ponctuelle, on réprimera les manœuvres des charlatans et on assurera aux familles une entière sécurité.

Cet arrêté fut pris à l'occasion d'un rapport adressé par nous à monsieur le préfet de la Seine, dans les premiers jours de décembre 1821, relatif à une autopsie d'un enfant faite avant la vérification légale du décès par un docteur en médecine de Paris.

Si l'autorité supérieure a le droit d'exiger des médecins vérificateurs des décès dans l'ordre commun tant de connaissances, d'expérience, de précautions, d'assiduité et de zèle, combien à plus forte raison, ces conditions sont-elles indispensables lorsqu'il s'agit des rapports concernant les morts violentes, résultat déplorable d'accidens arrivés par imprudence, par cas fortuit ou suite immédiate de délits ou de crimes, telles que blessures nées de rixes faites avec ou sans préméditation, les suicides, les empoisonnemens et les assassinats.

Les magistrats pénétrés de l'importance de ces investigations dont le principal but est de les éclairer dans la recherche des crimes pour en provoquer le juste châtiment, accordent aux médecins dans ces graves circonstances une espèce de magistrature, puisque de leurs procès verbaux doivent dériver la mise en accusation des prévenus ou leur mise en liberté et même l'absolution ou la condamnation des accusés.

Un fait encore récent viendra justifier nos observations sur l'importance et la vigilance que doivent apporter les médecins vérificateurs des décès dans la découverte des crimes.

Un assassinat est commis, le 1er janvier 1826, sur la personne de la veuve Danzelle, rue Beauregard, n° 16. Les parens de la défunte se présentent chez le médecin vérificateur des décès du cinquième arrondissement; ignorant absolument que cette mort fût le résultat d'un crime, ils invitent ce médecin à se transporter sur les lieux pour vérifier le décès, voici son rapport : « Le « cadavre est couché sur le dos, parfaitement « allongé, la tête légèrement inclinée sur le côté « droit, dans une position qui lui paraît être celle « d'une mort naturelle; il examine la tête, la re- « tourne dans tous les sens, la palpe et ne remarque « aucune espèce de contusions qui puisse lui « donner le plus petit doute ou soupçon d'une « *mort violente.* Il attribue la quantité de sang « répandu sur la figure et le cou à l'effet d'une

« chute par suite de laquelle serait survenue une « hémorrhagie; il retourne le corps et remarque « une traînée de sang qui se dirigeait sous le lit; le « frère de la défunte lui fait observer que les portes « du bas du secrétaire placé dans la chambre où « était le cadavre se trouvent entr'ouvertes; il « s'assure en effet que quelques légères branches « de placage sont enlevées, mais il trouve que ces « effractions sont anciennes. »

A l'appui de ce rapport remis à M. le commissaire de police Courteil, ce médecin délivre son certificat de décès aux parens pour faire procéder à l'inhumation du cadavre; dans ce certificat de décès il déclare « que la mort est constante, et « que le décès paraît avoir été causé par une com- « motion du cerveau avec hémorrhagie : cette « dame était seule chez elle, elle a été trouvée « morte au milieu de sa chambre où elle paraît « être tombée; n'est-ce pas le cas d'appeler mon- « sieur le commissaire de police du quartier? »

La mairie peu satisfaite d'un semblable rapport, fit ajourner l'inhumation et requit un nouvel examen du cadavre, en présence du commissaire de police assisté de deux docteurs en médecine.

Il résulta de cette nouvelle inspection cadavérique, « que la veuve Danzelle avait succombé « sous les coups d'un assassin; elle portait au cou

« cinq plaies sanguinolentes faites avec un instru-
« ment tranchant, l'artère carotide avait été ou-
« verte. »

Ce fait devenu authentique et dont le simple exposé nous dispense de toute réflexion, est un exemple d'une inattention rare et l'oubli impardonnable des devoirs imposés aux médecins vérificateurs des décès dans la visite des corps: il ne peut que servir à donner du poids à notre travail et à engager l'autorité à prendre promptement de nouvelles mesures pour éviter dorénavant de semblables méprises.

M. Dubois, ancien préfet de police, pénétré de toute l'importance qu'il y avait à bien connaître les crimes ou les délits qui se commettent journellement dans Paris, rendit une ordonnance fort sage sur les devoirs et les obligations imposés aux médecins dans ces diverses circonstances ; cette ordonnance tombée en désuétude est cependant assez importante pour être reproduite ici dans ses principales dispositions:

« Art. 1er Tous les officiers de santé établis dans
« le ressort de la préfecture de police qui auront
« administré des secours à des blessés, seront te-
« nus d'en faire sur-le-champ la déclaration, à
« Paris, aux commissaires de police, et, dans les
« communes rurales, aux maires et adjoints, sous
« peine de trois cents francs d'amende. (Édit de

« décembre 1666 et ordonnance de police du « 4 novembre 1788.)

« Art. 2. Cette déclaration contiendra les noms, « prénoms, profession et demeure de tous indivi- « dus qui auraient fait appeler les officiers de santé « pour panser leurs blessures, ou qui se seront « fait transporter chez lesdits officiers de santé « pour y être traités. Elle indiquera aussi la cause « des blessures, leur gravité et les circonstances « qui y auront donné lieu.

« Art. 3. Les officiers de santé en chef des hos- « pices de Paris feront la même déclaration pour « tous les individus blessés qui auront été admis « dans les hospices, sous peine de 200 fr. d'amende. « (Édit de décembre 1666.)

« Art. 4. Il sera pris contre lesdits contrevenans « telles mesures administratives de police qu'il ap- « partiendra, sans préjudice des poursuites à exer- « cer contre eux pardevant les tribunaux. »

Cette ordonnance porte la date du 17 ventôse an IX, 8 mars 1801.

Le choix des médecins vérificateurs des décès d'après toutes ces considérations importantes, doit mériter de la part de l'autorité une attention toute particulière; ainsi il ne suffit pas toujours d'être le plus ancien des médecins d'un bureau de charité d'un arrondissement pour obtenir une préférence impartiale lors de la nomination à ces places.

C'est le *Décannat* en expérience de la science médicale, qui dans la concurrence mérite la palme; sans doute le dévouement aux pauvres mérite beaucoup de considération; mais il ne saurait suffire; le savoir, une réputation déja faite, beaucoup d'activité et de zèle, sont des titres qui doivent marcher les premiers, parce que l'intérêt général réclame qu'un sage administrateur se mette au dessus de toute autre considération; il sera toujours certain de trouver, parmi tous les médecins d'un bureau de charité attachés par un zèle qu'on ne saurait trop louer, toutes les conditions exigées pour s'acquitter avec zèle des fonctions parfois pénibles des médecins vérificateurs des décès.

La répartition des médecins vérificateurs des décès dans les arrondissemens municipaux de Paris est très vicieuse, elle exige de promptes modifications; dans le huitième arrondissement par exemple, il n'existe qu'un seul médecin vérificateur: aussi ce service ne se fait-il pas avec toute l'exactitude désirable; l'étendue de cet arrondissement, sa population ne permettent pas que ces fonctions soient remplies par un seul homme de l'art : quelle surveillance peut-on espérer d'un médecin, lors même qu'il y mettrait toute la bonne volonté posssible, son service exigeant souvent qu'il soit requis pour constater des décès aux deux extrémités opposées de son arrondissement ; comme il n'est ni infatigable, ni capable de se trouver à la fois dans deux endroits autant éloignés l'un de l'autre, il résulte de ces circonstances qu'il lui est impossible de s'acquitter de ce ministère avec le zèle, la célérité et l'activité convenables. Dans le plus grand des autres arrondissemens, deux médecins vérificateurs sont chargés de ce service, ce sont les plus populeux ; dans un petit nombre d'arrondissemens, l'on compte trois, et même jusqu'à quatre médecins, ce sont les moins peuplés; le service est alors tellement réduit que les médecins n'y trouvent ni émulation, ni compensation aux soins qu'ils ont à y donner. Cette diversité de classification occasionne nécessairement une inégalité essentiellement nuisible à l'activité, à la régularité et à l'ensemble avec lequel ce service devrait être fait.

Rien donc de plus urgent que de remédier à cet état défectueux de la vérification légale des décès dans la ville de Paris.

Le nombre des médecins vérificateurs des décès, fixé irrévocablement à *deux* par chaque mairie suffirait pour bien remplir ces fonctions ; au besoin on pourrait nommer un certain nombre de médecins suppléans.

Les certificats de décès ne devraient jamais être

remis aux familles qu'après la visite faite au domicile de la personne décédée; l'omission très répréhensible de cette formalité si essentielle, peut avoir les conséquences les plus fâcheuses pour la sûreté publique : comment des médecins vérificateurs peuvent-ils s'affranchir de cette obligation? il est indispensable de veiller à ce que de pareilles infractions aux règles déja établies, si l'on diffère d'y faire d'utilés et heureuses additions, ne se commettent plus dorénavant; il est tel arrondissement où les médecins vérificateurs se permettent de délivrer leurs certificats de décès sans sortir de chez eux, et sans par conséquent s'être transportés au domicile de la personne décédée, pour y vérifier et constater le décès; ils s'en rapportent aux déclarations faites par les personnes qui viennent apporter le mandat de visite.

Dans quelques autres arrondissemens l'acte de décès est rédigé et le permis d'inhumer délivré avant d'avoir reçu le certificat du médecin vérificateur; quelquefois même il arrive que le médecin se présente au domicile de la personne décédée au moment où le corps est déja exposé à la porte de la maison mortuaire, et même enlevé; un tel abus ne saurait subsister plus long-temps sans un grand préjudice pour la société.

Toutefois si l'on impose aux médecins vérificateurs des décès des règles de service et des obligations particulières qui ne sauraient être strictement exécutées sans leur faire abandonner une partie de leur clientelle, la négliger ou la réduire de beaucoup, il serait juste qu'ils soient plus convenablement indemnisés, et proportionnellement au travail pénible qui leur est confié. L'allocation actuelle, comparée aux remises faites au clergé et aux fabriques sur les droits des inhumations est tellement mesquine et si peu en proportion avec les peines et les fatigues résultat de la vérification légale des décès, que nous ne doutons pas que l'autorité supérieure ne redresse bientôt cette disproportion. Ce serait l'unique moyen d'encourager les médecins et de les attacher efficacement à leurs devoirs de médecins vérificateurs des décès; c'est à l'autorité administrative à apprécier à sa juste valeur leur travail, et à leur accorder un dédommagement proportionné aux peines et aux soins qu'ils prennent à bien s'acquitter de leurs pénibles fonctions.

Il existe un préjugé dans la classe peu aisée de la société sur les fonctions de médecins vérificateurs des décès; ce préjugé nuit souvent à l'augmentation ou à la conservation de leur clientelle, parce qu'on les juge ordinairement peu instruits, et par conséquent peu capables de suivre et diriger convenablement le traitement d'une maladie, le peuple surtout les repousse comme des oiseaux de mauvais augure, en ne leur accordant pas même les connaissances médicales suffisantes pour bien diriger leur santé; les médecins eux-mêmes des bureaux de charité ne sont pas toujours curieux d'accepter ces fonctions par les motifs ci-dessus mentionnés, et ils les refusent assez souvent lorsqu'on les leur offrent par suite de quelques vacances; s'attacher à ce service dont les fonctions sont pourtant délicates et importantes, c'est donc sous ce rapport un dévouement digne de fixer l'attention de l'autorité supérieure, lorsque surtout les médecins vérificateurs des décès les remplissent avec la dignité que réclame leur honorable profession.

Les médecins vérificateurs des décès, tout en ayant reçu de l'administration municipale des instructions éparses, manquent néanmoins jusqu'à présent d'un règlement définitif sur la police de la vérification légale des décès; il devient urgent cependant que l'autorité s'empresse de remplir cette lacune, et fasse rédiger sur cet objet important d'hygiène publique une instruction réglémentaire qui serait immédiatement adressée aux médecins vérificateurs des décès pour leur servir de base de conduite dans leurs fonctions, et pour qu'ils n'aient plus dorénavant de prétexte à alléguer sur le peu d'harmonie qui existe dans ce service public.

L'ordre public, l'intérêt de l'humanité et le repos des familles imposent aux officiers publics l'obligation de prendre toutes les précautions convenables pour n'être pas trompés sur les causes véritables de la mort et sur sa réalité. Tout individu dont le décès quoique apparent, n'est pas légalement constaté, devant toujours être considéré comme encore existant, il devient donc de la plus haute importance que les témoignages des médecins vérificateurs seuls compétens à cet égard et représentant dans cette occasion les officiers publics eux-mêmes, soient établis sur des bases positives et immuables.

C'est d'après ces principes que nous avons réuni dans un seul cadre toutes les idées contenues dans ce mémoire, et que nous les présentons dans une série d'articles principaux, comme devant servir à établir un règlement définitif.

L'institution des médecins vérificateurs des décès serait étendue à toutes les communes de France; les préfets des départemens organiseraient ce nouveau service, de manière cependant à ne pas nuire aux soins que doivent les médecins à leur clientelle particulière.

La vérification légale des décès pour la ville de

Paris et le département de la Seine serait confiée par chaque arrondissement municipal à deux médecins des bureaux de charité.

Si le besoin l'exigeait, il serait nommé un troisième médecin suppléant. Dans les arrondissemens où les médecins vérificateurs des décès se trouveraient plus de deux, ils seraient réduits au nombre fixé par le présent règlement, soit par mort, démission ou suppression.

Les médecins des bureaux de charité des mairies seraient candidats nés pour les places de médecins vérificateurs des décès; mais ils n'obtiendraient de préférence qu'autant qu'ils seraient reconnus capables de remplir les conditions imposées par le règlement sur la vérification des décès. Le droit d'ancienneté ne prévaudrait qu'autant que la capacité du concurrent lui assurerait la priorité.

Les médecins vérificateurs des décès seraient nommés par le maire de chaque arrondissement et ses adjoints réunis en conseil.

Ils prêteraient serment devant le tribunal civil de première instance, et leurs rapports comme médecins vérificateurs des décès, auraient foi en justice.

Les personnes qui se trouveraient auprès d'un malade au moment de son décès même présumé, éviteraient à l'avenir de lui couvrir ou envelopper le visage, de le faire enlever de son lit pour le déposer sur un sommier de paille ou de crin , et de l'exposer à un air trop froid.

La déclaration de décès continuerait d'être faite par les deux plus proches parens ou voisins de la personne décédée. Cette déclaration serait faite dans les trois jours du décès et avant l'inhumation, sous peine de deux mois de prison et de six mois en cas de récidive , conformément à la loi du 19 décembre 1792.

Il ne serait jamais donné acte de cette déclaration par l'officier public qu'après la vérification du décès faite dans la forme prescrite par les articles suivants , et jusque là il serait même sursis à l'ensevelissement du corps; aussitôt la réception du mandat de visite, les médecins seraient tenus de se transporter immédiatement au domicile de la personne décédée, sans pouvoir alléguer aucune excuse ni prétexte; s'ils jugaient le décès certain, ils délivreraient de suite leur rapport aux parens de la personne décédée, afin de faire dresser par l'officier public l'acte de décès; si au contraire ils pensaient que le décès n'est pas encore positif, l'officier public ferait alors surseoir à l'ensevelissement jusqu'à certitude complète, acquise par de nouvelles visites et par un nouveau rapport des médecins vérificateurs du décès; cette nouvelle certitude acquise, on procéderait à l'inhumation.

Dans tous les cas on ne pourrait procéder à aucune inhumation *que vingt-quatre heures après la déclaration* faite à la mairie de la personne décédée par les parens ou voisins, à moins néanmoins qu'il n'y ait dissolution commencée, et dans ce dernier cas elle serait bien constatée par le médecin vérificateur du décès.

Les médecins vérificateurs seraient également tenus sans réquisition, s'ils avaient la connaissance personnelle qu'il y a *urgence* dans la visite, de se transporter au domicile de la personne décédée, et d'en constater le décès ; dans ce cas particulier ils en donneraient de suite avis à la mairie, en rendant compte des motifs et des circonstances qui auraient motivé cette visite extraordinaire.

Les médecins vérificateurs se feraient toujours représenter le corps avant de délivrer leur certificat de décès, ils ne dresseraient leur rapport qu'après qu'ils auraient procédé à cet examen cadavérique avec la plus sévère exactitude. Leurs rapports énonceront toujours avec précision l'état dans lequel le cadavre aura été trouvé, et toutes les circonstances particulières ou extraordinaires qu'ils auraient rencontrées, telles par exemple, que contusion, solution de continuité extérieure ou intérieure; autopsie, moûlage, etc. Dans ce dernier cas ils ne délivreraient leur certificat de décès qu'après en avoir référé à l'autorité municipale ou judiciaire.

Les médecins vérificateurs des décès pourraient au besoin requérir l'autopsie cadavérique, toutes les fois qu'ils n'auraient pu acquérir des renseignemens positifs sur les causes véritables de la personne décédée, ils en informeraient alors le commissaire de police du quartier.

Avant de procéder à la visite des corps, les médecins se feraient toujours représenter le certificat du médecin qui aurait suivi la maladie de la personne décédée; ils y auraient tel égard que de raison et le joindraient toujours au certificat de décès délivré par eux; ils seraient autorisés à ne délivrer leurs certificats de décès qu'autant qu'ils seraient porteurs du document ci-dessus mentionné ; à son défaut, ils suspendraient la remise du certificat de décès, et en référeraient à la mairie, qui accorderait ou refuserait provisoirement le permis d'inhumer, suivant les circonstances; les parens ou les voisins qui viendraient à la mairie faire la déclaration d'un décès, seraient toujours invités à se procurer le certificat de maladie de la personne décédée, délivré par le médecin qui aurait suivi cette maladie.

Il ne serait accordé de certificat constatant *urgence d'inhumation*, que dans les cas d'une nécessité bien absolue, telles que maladies pestilentielles contagieuses ou décomposition cadavérique bien déclarée; aucune autopsie ou autre opération chirurgicale qui en serait la suite, ne serait faite hors la présence du médecin vérificateur des décès; tout consentement de ce dernier, hors sa présence, leur serait formellement interdit.

Les médecins vérificateurs des décès n'exigeraient des familles aucune rétribution pour leurs droits de présence aux visites faites dans la vérification des décès; mais sur la demande ou l'invitation des familles, ils pourraient cependant procéder eux-mêmes à ces opérations, et alors ils auraient droit à une indemnité qui serait réglée de gré à gré avec la famille qui aurait requise l'autopsie.

Les médecins vérificateurs des décès pourraient être aussi chargés, dans leur arrondissement respectif, des rapports judiciaires relatifs aux suicides, empoisonnemens, morts violentes, assassinats et toutes les blessures faites avec ou sans préméditation, ainsi que des accidens arrivés par imprudence ou cas fortuit.

Ils seraient cependant, toutes les fois que l'autorité judiciaire le jugerait convenable, assistés d'un ou plusieurs médecins désignés par elle à cet effet.

Les médecins vérificateurs des décès seraient responsables des conséquences que pourraientent traîner les inhumations précipitées, à cet effet, l'exercice de leurs fonctions de médecins vérificateurs des décès leur serait interdit toutes les fois qu'après un permis d'inhumer délivré sur leur rapport, il arriverait que l'individu décédé en apparence, recouvrerait l'existence. Cette mesure offrirait l'avantage d'empêcher que la vérification légale des décès se fasse légèrement; les médecins vérificateurs étant alors intéressés à prendre toutes les précautions possibles pour bien s'assurer de la réalité de la mort de la personne décédée.

Les médecins vérificateurs des décès qui délivreraient des certificats de décès sans s'être transportés préalablement au domicile de la personne décédée, seraient suspendus de leurs fonctions et destitués, s'il y avait lieu, suivant les circonstances.

La même peine serait encourue par tout médecin vérificateur de décès dont les certificats ne contiendraient pas toutes les remarques de circonstances extérieures qui auraient pu faire concourir à la découverte d'un crime ou d'une mort violente.

Tous les ans, à des époques déterminées par l'autorité supérieure, les médecins vérificateurs des décès seraient réunis pour régulariser le travail de la vérification légale des décès, le coordonner et se communiquer les observations ou changemens à faire pour le bien général de ce service. Plusieurs de ces médecins pourraient être appelés à participer à la rédaction et à la révision du *Tableau statistique de Médecine et de Chirurgie*, dressé tous les ans par les soins du préfet de la Seine, sur les maladies les plus fréquentes comme causes de mortalité.

TABLEAU NOSOGRAPHIQUE

DES MALADIES

QUI PEUVENT ÊTRE CAUSE DE MORT.

CLASSE PREMIÈRE.

ORDRE PREMIER.

Fièvres inflammatoires, angioténiques, avec leurs différens types.

Fièvres bilieuses, meningo-gastriques, avec leurs différens types.

Cholera morbus.

Fièvres muqueuses, adénoméningées, avec les différens types.

Fièvres putrides, adynamiques, avec leurs différens types.

Fièvres malignes, ataxiques, avec leurs différens types; continues, rémittentes, intermittentes, quotidiennes, tierces, doubles-tierces, quartes.

ORDRE II.

Fièvres lentes nerveuses.

Fièvre cérébrale.

Nosotalgie.

ORDRE III.

Fièvres pestilentielles, adeno-nerveuses, avec leurs différens types.

Peste du Levant.

Fièvre jaune d'Amérique.

Typhus.

Fièvre des hôpitaux.

Fièvres hectiques. En indiquer la cause probable.

CLASSE DEUXIÈME.

ORDRE PREMIER.

Inflammations de la peau et du tissu cellulaire.

Erysipèle simple ou phlegmoneux.

Zona.

Furoncle.

Anthrax.

Charbon.

Pustule maligne, contagieuse, non contagieuse.

Variole.

Varicelle.

Rougeole

Pemphigus.

Scarlatine.

Miliaire.

Urticaire compliquée.

ORDRE II.

Inflammations des membranes muqueuses.

Aphtes ordinaires.

Muquet des enfans.

angines tansillaire, gutturale, laryngée, trachéale, simples ou gangréneuses

Croup.

Catarrhe pulmonaire.

Gastrite.

Entérite.

diarrhée catarrhale.

Dyssenterie.

Catarrhe de la vessie, aigu ou chronique.

ORDRE III.

Inflammations des membranes séreuses.

Phrénésie, arachnoïdite.
Pleurésie.
Péricardite.
Péritonite ordinaire ou puerpérale.

ORDRE IV.

Inflammations des organes glandulaires et parenchimateux.

Parotide.
Glossite.
Céphalite.
Péripneumonie, fausse, vraie.
Cardite.
Hépatite.
Néphrite.
Métrite.

ORDRE V.

Inflammations des tissus musculaire, fibreux et synovial.

Rhumatisme aigu ou chronique.
Goutte régulière ou irrégulière.

CLASSE TROISIÈME.

ORDRE PREMIER

Hémorrhagie artérielle.

Par rupture ou sa blessure, indiquer l'artère.

ORDRE II.

Hémorrhagie veineuse.

Par rupture ou sa blessure, indiquer la veine.

ORDRE III.

Hémorrhagies fournies par les vaisseaux capillaires.

Hémoptisie, active ou passive.
Hématemese, active ou passive.
Méléna, actif ou passif.
Flux hémorrhoïdal, actif ou passif.
Épistaxis, actif ou passif.
Hématurie, actif ou passif.
Aménorrhée.
Ménorrhagie.

CLASSE QUATRIÈME.

NÉVROSES.

ORDRE PREMIER.

Névroses des fonctions cérébrales.

Apoplexie.
Catalepsie.
Épilepsie.
Hypocondrie.
Mélancolie.
Suicide.
Manie.
Démence.
Idiotisme.
Hydrophobie, spontanée, contagieuse.

ORDRE II.

Névroses de la locomotion.

Tétanos, traumatique, des nouveaux-nés, vermineux, moral.
Convulsions.
Danse de saint Guy ou wit.
Paralysie, hémiplégie, paraplégie.

ORDRE III.

Névroses des fonctions nutritives.

Spasme de l'œsophage.
Vomissement.
Boulimie.
Coliques.
Iléus ou miserere.

ORDRE IV.

Névroses de la respiration et de la circulation.

Coqueluche.
Asphixie, par immersion, strangulation, par gaz délétère.
Palpitations.
Syncope.

ORDRE V.

Névroses de la génération.

Priapisme.
Nymphomanie.
Hystérie.

CLASSE CINQUIÈME.

LÉSIONS ORGANIQUES.

Syphilis.
Scorbut.
Squirrhes, internes ou externes, indiquer la partie affectée.
Phthisie pulmonaire.
Phthisie mésentérique, carreau des enfans.
Scrophule.
Rachitis.
Jaunisse, ictère.

Engorgement ou obstruction du foie, de la rate, du pancréas; indiquer la nature connue ou présumée de l'obstruction.

Anévrisme interne du cœur, des grosses artères; externe vrai ou faux; indiquer l'artère.

Varices; indiquer le siége.

Hémorrhoïdes.

Hydropisie.

Hydrocéphale.

Hydrorachis.

Hydrothorax.

Hydropéricarde.

Ascite.

Anasarque.

Hydropisie enkystée.

CLASSE SIXIÈME.

CORPS ÉTRANGERS.

Affections vermineuses.

Concrétions biliaires.

Concrétions urinaires, rénales, vésicales ou urétrales.

Corps étrangers venus de dehors; indiquer le siége et la nature.

CLASSE SEPTIÈME.

CONTUSIONS.

Contusions du cerveau.
de la moëlle épinière.
des viscères thorachiques ou abdominaux; indiquer le viscère.
des parties molles et des os; indiquer la partie et l'os.

CLASSE HUITIÈME.

COMMOTIONS.

Commotions du cerveau.
de la moëlle épinière.
des viscères thorachiques ou abdominaux; indiquer le viscère.

CLASSE NEUVIÈME.

PLAIES.

Plaies par instrument piquant, tranchant, contondant; indiquer le siége de la plaie et les parties blessées; sur la tête ou au tronc, si elle est pénétrante ou non.
par arme à feu.
par morsure.
par arrachement.
par déchirement; indiquer le siége et désigner l'animal.

CLASSE DIXIÈME.

ULCÈRES. CARIE.

Ulcères scrophuleux.
variqueux.
chancreux, etc.; indiquer le siége et l'espèce.
Caries vénériennes.
scorbutiqnes.
cancéreuses, etc.; indiquer l'os et l'espèce.

CLASSE ONZIÈME.

FISTULES.

Fistules urinaires.
salivaires, indiquer l'espèce.

CLASSE DOUZIÈME.

TUMEURS.

ORDRE PREMIER.

Tumeurs des parties molles.

Loupes.
Polypes.
Sarcomes.
Fongus.
Fongus hématide.
Tumeurs blanches.
Tumeurs anomales; indiquer le siége.

ORDRE II.

Tumeurs des parties dures.

Exostoses.
Ostéosarcome.
Spina ventosa.
Spina bifida.
Pedartrocasse, indiquer le siége.

CLASSE TREIZIÈME.

DÉPLACEMENS.

ORDRE PREMIER.

Déplacemens des parties molles.

Hernies étranglées.
Hernies diaphragmatiques, par inflammation, par engorgement; indiquer l'espèce.
Chute de la matrice, du vagin, du rectum, rétroversion de la matrice.

ORDRE II.

Déplacemens des parties dures ou luxations.

Luxation simple.
Luxation spontanée; indiquer l'espèce et le siége.

CLASSE QUATORZIÈME.

FRACTURES.

Fractures simples.
Fractures composées.
compliquées; indiquer l'os.

CLASSE QUINZIÈME.

RUPTURES.

Indiquer la partie molle ou osseuse.

CLASSE SEIZIÈME.

ABCÈS ET ÉPANCHEMENS.

Abcès inflammatoires, de cause interne ou cause connue, suite de couches ou critiques; indiquer le siége.
Abcès froids; indiquer le siége.
Abcès dans un viscère; *idem.*
Épanchemens de pus, de sang, de matières alimentaires, de matières stercorales; indiquer la cavité splanchnique

CLASSE DIX-SEPTIÈME.

VICES DE CONFORMATION.

Imperforations.
Divisions et adhésions contre nature.

Bec-de-lièvre.
Mutilations ; indiquer l'espèce et les parties.

CLASSE DIX-HUITIÈME.

GANGRÈNE OU MORT DES PARTIES.

Par excès d'inflammation.
Spontanée.
Senille.
Par compression.
Par le froid.
Par le blé ergoté.
Scorbutique.
Pourriture d'hôptial.
Par suite d'une affection organique du cœur; indiquer le siége.
Brûlure ; indiquer le siége et l'état.
Opérations ; indiquer l'espèce.
Accouchement. Mort dans l'accouchement, ou à la suite ; indiquer la cause si elle est connue.
Enfants morts-nés, ou venus avant terme.
Monstruosités

N° 1.

VILLE DE PARIS.

MANDAT DE VISITE.

ARRONDISSEMENT MUNICIPAL.

Vu la déclaration qui vient de nous être faite du décès d

décédé dans une maison, rue n°

Les déclarans sont prévenus qu'il ne doit être fait aucune ouverture de corps avant la visite du docteur en chirurgie de la Mairie, et sans sa présence. (*Arrêté du 24 décembre 1821*).

Le corps ne doit être enlevé qu'après 24 heures, hors les cas prévus par les réglemens de police. (*Code civil.*)

Nous requérons le sieur docteur en chirurgie, de se transporter immédiatement dans ladite maison, de se faire représenter le corps, de constater le décès et d'en indiquer les causes dans un rapport qu'il nous adressera de suite.

Arrêté par nous, Maire du arrondissement municipal.

A Paris, le jour du mois d 183
à heures d

VILLE DE PARIS.

PRÉFECTURE
DU DÉPARTEMENT DE LA SEINE.

CERTIFICAT DE DÉCÈS.

N° 2.

MAIRIE DU ARRONDISSEMENT.

MOIS D 18

Je soussigné, Docteur en certifie avoir fait la visite du corps (1) de

(1) Indiquer les noms, prénoms, sexe; si la personne décédée est mariée, non mariée ou veuve.

âgé de nati d
département d exerçant la profession de (2)
décédé le jour du mois d à heure
quartier d rue
n° dans un logement (3) situé a
et à l'exposition d

(2) Désigner la profession personnelle, s'il y a lieu, ou celle du mari, en cas du décès de la femme, ou celle des père ou mère, en cas de décès des enfans.

(3) Faire connaître l'étage et l'exposition (nord, sud, est, ouest) du logement.

Je déclare que le décès est constant et paraît avoir été causé par (4)

(4) Relater la nature de la maladie, les causes antécédentes ou complications, la durée de la maladie et s'il y a eu ouverture du corps.

Je déclare en outre qu'il a été attesté par que, pendant la durée de la maladie, M. rue
n° a été appelé à donner des soins au décédé, et que les médicamens ont été fournis par M. (5)
rue n°

(5) Enfin, inscrire le nom des personnes, ayant titre ou non, qui ont donné des soins à la maladie, et de celles qui ont fourni les médicamens.

SEINE.

Fait double *à Paris*, *le*

VILLE DE PARIS.

CERTIFICAT
DU MÉDECIN QUI A SUIVI LA MALADIE.

N° 3.

PRÉFECTURE
DU DÉPARTEMENT DE LA SEINE.

MAIRIE DU ARRONDISSEMENT.

MOIS D 18

Je soussigné, Docteur en certifie avoir donné mes soins à (1)

(1) Indiquer les noms, prénoms, sexe; si la personne est mariée, non mariée ou veuve.

âgé de nati d
département d
demeurant rue n° dans un logement situé a et à l'exposition d

Je déclare que la maladie qui a déterminé le décès est (2)

(2) Relater la nature de la maladie, les causes antécédentes aux complications, la durée de la maladie, et, s'il y a lieu, à l'autopsie.

et que la mort paraît avoir été le résultat de cette affectation morbide.

En foi de quoi, j'ai délivré le présent certificat pour servir et valoir ce que de raison.

A Paris, le

www.ingramcontent.com/pod-product-compliance
Ingram Content Group UK Ltd.
Pitfield, Milton Keynes, MK11 3LW, UK
UKHW022125260726
13993UKWH00003B/1238